Xuesheng Xiaoyuan Anquan Zijiu Sanshiliuji

学生校园安全自救
三十六计

刘斌 主编

U0388604

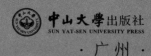
中山大学出版社
SUN YAT-SEN UNIVERSITY PRESS
·广州·

图书在版编目（CIP）数据

学生校园安全自救三十六计/　刘斌主编 . —广州：中山大学出版社，2020.6

ISBN 978-7-306-06838-5

Ⅰ．①学…　Ⅱ．①刘…　Ⅲ．①急救—青少年读物　②自救互救—青少年读物　Ⅳ．① R459.7-49 ② X4-49

中国版本图书馆 CIP 数据核字（2020）第 023611 号

出 版 人：王天琪
策划编辑：赵　婷
责任编辑：赵　婷
责任校对：谢贞静
封面设计：林绵华
装帧设计：林绵华　广东逸仙新创文化艺术发展有限公司
责任技编：何雅涛
出版发行：中山大学出版社
电　　话：编辑部 020-84110779，84111996，84113349，84111997
　　　　　发行部 020-84111998，84111981，84111160
地　　址：广州市新港西路135号
邮　　编：510275　　传　真：020-84036565
网　　址：http://www.zsup.com.cn　E-mail:zdcbs@mail.sysu.edu.cn
印 刷 者：佛山市浩文彩色印刷有限公司
规　　格：880mm×1230mm　　1/32　　3.125印张　　82千字
版次印次：2020年6月第1版　　2021年11月第3次印刷
定　　价：25.00元

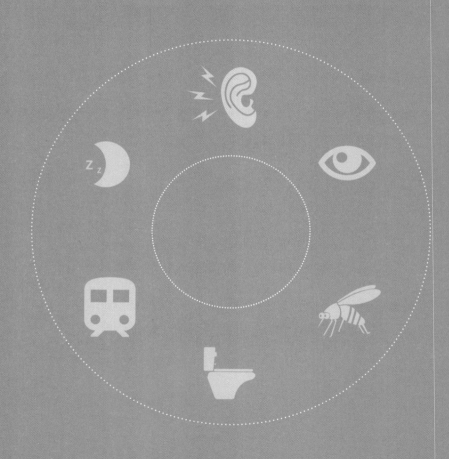

序　一

　　健康的体魄是美好生活、高效学习和工作的基础。青少年要想保持身体健康，不仅要养成良好的生活习惯，还要学会防范各种危险情况，懂得疾病的预防和初步识别，并且能够进行简单有效的急救处理。

　　为了向青少年学生朋友们宣传健康急救知识，中山大学附属第一医院十余位医生和中山大学资深教师自发组织撰写了这本《学生校园安全自救三十六计》。这本书结合临床实践和校园生活特点进行选题策划，标题读来朗朗上口，书本内容图文并茂，急救处理言简意赅，让我们看到了编者对科普工作的满满诚意。许多急症，如本书述及的气胸、烧伤、电击伤、蛇咬伤等，在就医前进行正确有效的急救自救非常重要。书中对医学问题的论述，具有很强的科学性和很大的实践价值。希望学生朋友们读后，对于健康自救有更清晰的认识，遇到相应情况时知道如何应对。

　　传播健康理念、普及健康知识、助力健康中国，是医务人员的社会责任和担当。老一辈的专家非常重视医学科普工作，年轻一代的医生能够秉承这种传统，心系家国，回报社会，在治病救人中总结经验，在编书写作中增长才干，让人欣慰。我乐见这本小册子的出版问世，更希望年轻医生们的科普之路越走越宽。

　　是为序。

　　中山大学副校长、中山大学附属第一医院院长　肖海鹏
　　2019 年 10 月

序　二

　　翻开我的优秀学生刘斌主编的《学生校园安全自救三十六计》，首先吸引我的是一幅幅精美的漫画插图，其次看到的是一个个科学有效的急救措施。细细品读，感受到的是编者们传播科普知识的爱心和热忱，正是："始于颜值，成于才华，终于人品"。

　　在我国的传统文化中，六是一个吉祥的数字，这本小册子有六章，每章有六节，是否蕴含着编者对读者身体健康、六六顺利的祝福？古代兵书三十六计讲的是行军打仗之道，其实，治疗疾病又何尝不是一种生命的攻守之道？在这本小册子中，我们看到对于不同危险因素的简要处理方式，确实是"兵来将挡、水来土掩，逢山开路、遇水搭桥"，体现了医学急救的技巧和艺术。读者可以从这本小册子中学到简明扼要的医学知识，不仅可以帮助自己，还可以帮助家人和朋友甚至陌生路人提高安全意识、应对不时之需。

　　读完本书，意犹未尽。"三十六计"描述了很多医学知识，然而医学问题多如繁星，科技进步日新月异，读者们不可能以一本"三十六计"来应对所有问题。所以，读者们读过本书，还要超越本书，平时多关注健康知识，遇到问题多寻求科学的知识来源，才能从容应对突发情况。同时，希望更多的医生能像本书编者一样，在繁忙的医疗工作之余，拿起医学科普之笔，为群众健康贡献更多的新时代的"三十六计"。

　　是为序。

国家级教学名师、中山大学中山医学院教授　　王庭槐

2019 年 10 月

前　言

　　在实践中，我们发现不少学生朋友缺乏初级保健和健康急救知识，在身体出现小毛病后，讳疾忌医者有之，胡思乱想者有之，误信虚假信息延误治疗者有之。为帮助学生提高安全意识、学会防范危险，初步急救自救、保持身体健康，中山大学党委学生工作管理处和校团委邀请中山大学附属第一医院专家，联合编写了这本《学生校园安全自救三十六计》。

　　这本小册子中，每一计都包含"小秘诀"和相关注意事项两部分。"小秘诀"中包含数条可以拿来即用的健康自救对策，供读者急救时快速翻阅；相关注意事项则是采用答疑解惑的方式对该问题进行补充，或进行更加详尽的解释，供读者理解其来龙去脉。本书的每位编者，都是在临床工作中摸爬滚打多年的副主任医师和主治医师，或者是学生管理服务方面的资深教师，他们为读者提供的建议是科学而实用的，相信能让读者在遇到问题时吃上一颗"定心丸"。

　　当然，医学问题总是变幻莫测的，相同的症状可能有不同的病因，治疗方法可能也是截然不同的；有的医学问题，不同专家的诊治也存在分歧；加上编者水平所限和篇幅所限，本书错漏之处在所难免。尽信书不如无书，读者朋友若出现身体不适，应到正规医院就诊，以免贻误病情。

　　最后，我和我的同事们要诚挚地感谢所有关心本书编写和为我们提供宝贵意见的前辈和专家，感谢所有为了本书的顺利编写和出版而辛勤工作的朋友！

刘　斌

2019 年 9 月

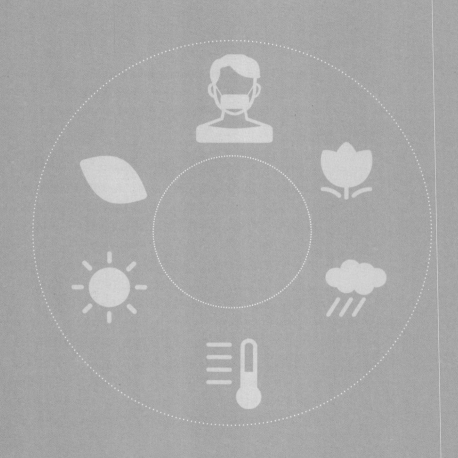

编者风采

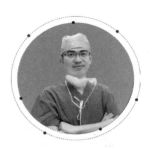

文译辉，医学博士
中山大学附属第一医院耳鼻喉科主治医师

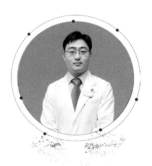

王科科，医学博士
中山大学附属第一医院急诊科主治医师

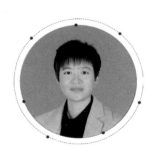

王　芳，医学博士
中山大学附属第一医院皮肤科副主任医师

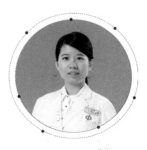

叶　子，医学硕士
中山大学附属第一医院急诊科主治医师

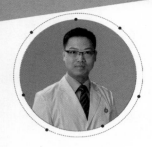

刘　斌，医学博士
中山大学附属第一医院妇产科副主任医师

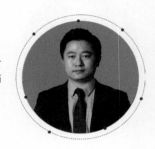

李梓伦，医学博士
中山大学附属第一医院血管外科副主任医师

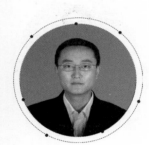

李晓超，管理学硕士
中山大学党委学生工作部学生工作管理处副处长

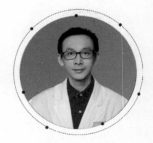

张　宁，医学博士
中山大学附属第一医院消化内科副主任医师

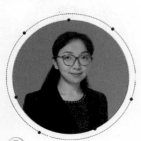

陈　蕾，医学博士
中山大学附属第一医院烧伤外科副主任医师

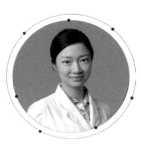

苏毅华，医学博士
中山大学附属第一医院眼科主治医师

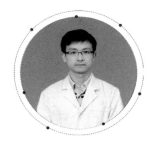

郑梓煜，医学硕士
中山大学附属第一医院急诊科主治医师

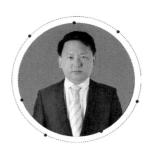

赵继军，医学博士
中山大学附属第一医院风湿内科副主任医师

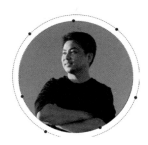

姚友毅，中山大学校徽设计者
中山大学艺术教育中心副教授

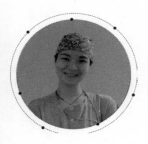

袁林静，医学博士
中山大学附属第一医院妇产科主治医师

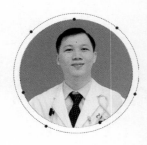

党　超，医学博士
中山大学附属第一医院神经科副主任医师

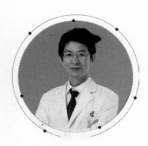

黄应雄，医学硕士
中山大学附属第一医院急诊科主治医师

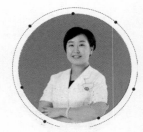

魏红艳，医学博士
中山大学附属第一医院急诊科副主任医师

目 录

第一章　四季常更替，保健有学问　　　　　　　　　1

1. 春天到，百花开，花粉过敏怎么办? ……………… 2

2. 骄阳晒，暑气来，中暑发热怎么办? ……………… 4

3. 秋高爽，天气燥，鼻子出血怎么办? ……………… 6

4. 季节变，忽冷热，咳嗽流涕怎么办? ……………… 8

5. 发高烧，打寒战，全身酸痛怎么办? ……………… 10

6. 感冒了，胸闷痛，心慌呕吐怎么办? ……………… 12

第二章　吃货的世界，你不懂我懂　　　　　　　　　15

1. 吃不惯，吐和泻，水土不服怎么办? ……………… 16

2. 早起床，没吃饭，头晕多汗怎么办? ……………… 18

3. 吃水果，削削皮，割伤出血怎么办? ……………… 20

4. 吃坚果，卡喉咙，海姆立克怎么做? ……………… 22

5. 鱼鲜美，鱼骨多，鱼骨卡喉怎么办? ……………… 24

6. 会朋友，喝杯酒，酒精中毒怎么办? ……………… 26

第三章 挥洒的青春，更需要关爱　　29

1. 运动前，未热身，关节扭伤怎么办？ ………… 30

2. 做运动，打比赛，突发胸痛怎么办？ ………… 32

3. 看比赛，加加油，声音沙哑怎么办？ ………… 34

4. 打篮球，被撞伤，鼻梁歪了怎么办？ ………… 36

5. 夏天热，游游泳，耳朵进水怎么办？ ………… 38

6. 爬爬山，巧遇蛇，被蛇咬伤怎么办？ ………… 40

第四章 走进实验室，你需要知道　　43

1. 液氮罐，温度低，不慎冻伤怎么办？ ………… 44

2. 酒精灯，六百度，火焰烧伤怎么办？ ………… 46

3. 浓酸强，浓碱猛，酸碱灼伤怎么办？ ………… 48

4. 用仪器，偶漏电，触电之后怎么办？ ………… 50

5. 做实验，养动物，被它咬伤怎么办？ ………… 52

6. 手术中，用锐器，意外受伤怎么办？ ………… 54

第五章　期末考试日，寒窗苦读时　　57

1. 临考试，熬夜多，耳鸣耳聋怎么办？ ……………………… 58

2. 压力大，精神差，经常失眠怎么办？ ……………………… 60

3. 看书多，揉揉眼，眼睛红肿怎么办？ ……………………… 62

4. 夜深静，嗡嗡嗡，蚊虫叮咬怎么办？ ……………………… 64

5. 久坐后，脚肿胀，胸痛气促怎么办？ ……………………… 66

6. 上厕所，肛门疼，大便带血怎么办？ ……………………… 68

第六章　未雨需绸缪，居安常思危　　71

1. 宿舍电，违规用，突发火险怎么办？ ……………………… 72

2. 用热水，不小心，皮肤烫伤怎么办？ ……………………… 74

3. 青壮年，突晕厥，心肺复苏怎么做？ ……………………… 76

4. 遇猫狗，被抓伤，伤口出血怎么办？ ……………………… 78

5. 有爱心，去献血，见血就晕怎么办？ ……………………… 80

6. 查乙肝，看报告，没有抗体怎么办？ ……………………… 82

后　记　　84

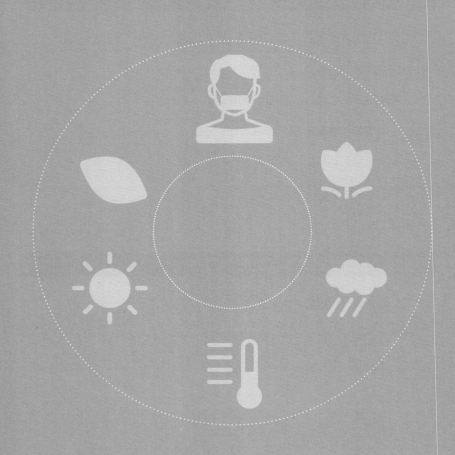

第一章

四季常更替，保健有学问

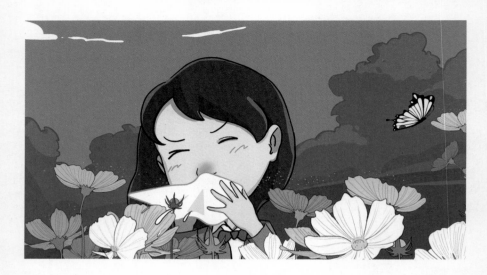

1 | 春天到，百花开，花粉过敏怎么办？

花粉过敏

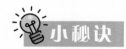
小秘诀

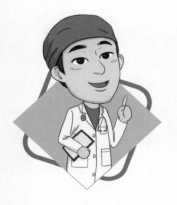

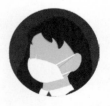

❶ 避免接触花粉：选择合适的时间出门，室外适当使用"花粉口罩"。

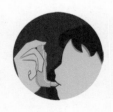

❷ 对症药物治疗：抗组胺药物和鼻喷激素可减轻症状；哮喘发作者可经口吸入 $\beta 2$ 受体激动剂。

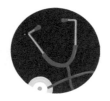 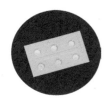

❸ 及时就诊：应到耳鼻咽喉科或变态反应科就诊；如出现呼吸困难或哮喘发作，则需尽快就医。

❹ 典型患者：需季节性预防用药，即在花粉季到来之前 2～4 周用抗过敏药。

 花粉症会遗传吗？

 大多数过敏性鼻炎患者都有家族史。父母任何一方患病，下一代发生过敏性疾病的概率高达 45%；如果父母双方都患病，下一代患病概率甚至高达 70% 以上。

 花粉症有哪些防控方法呢？

 我送你三句话吧。

（1）雨过天晴，才是赏花时节：尽量不要在大风天出门；雨后空气中漂浮物减少，则是户外活动的好时机。

（2）赠人玫瑰，果然手有余香：不让花粉等过敏原黏附衣物及进入室内。衣物清洗后应使用烘衣机干燥，而不是悬挂户外晾干；从户外回家后及时淋浴，更换衣物；尽量关闭门窗，并开空调或空气净化器。

（3）一屋不扫，又何以扫天下：室内需定期吸尘清洁，尤其是容易积尘的地方。

编者：文译辉、刘斌

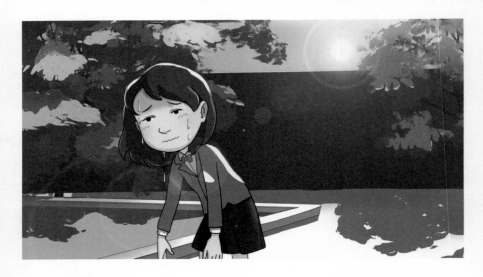

2

骄阳晒，暑气来，
中暑发热怎么办？

中暑

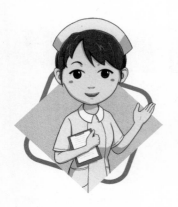

💡 小秘诀

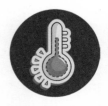

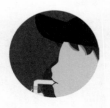

① 在我国南方地区，
6—9月份是中暑
高发季节。应尽量
避免长时间在高温
环境下活动。

② 如确实要在高温环
境下活动，需做好
个人防护，如穿轻
薄透气的衣物、戴
防晒帽子、多饮水。

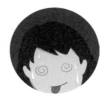 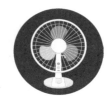 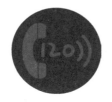

③ 警惕头晕、出汗、口渴、乏力、恶心、呕吐等症状，这些情况正是中暑的先兆。

④ 出现中暑的先兆，应该立即转移到阴凉通风处或开启的电风扇附近，最好移至空调室，以利于散热。

⑤ 出现高热、抽搐、昏迷、心率快等，是重症中暑的表现，应该立即就医或拨打 120 急救电话寻求救治。

 中暑和感冒怎么区分呢？

　　中暑是在暑热季节、高温和（或）高湿环境下，因体温调节中枢功能障碍、汗腺功能衰竭，以及水分、电解质丢失过多引起的以中枢神经和（或）心血管功能障碍为主要表现的急性疾病。感冒则是于冬春季多发，是一种常见的急性上呼吸道病毒感染性疾病，临床常表现为鼻塞、流涕、打喷嚏、发热、咳嗽、咽痛及头痛等症状。两者均可有发热症状，但中暑患者发病前常有长时间活动在高温湿热环境下的病史，存在口渴或不同程度的脱水征象。了解这一点，就不难分辨中暑和感冒了。

 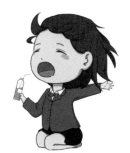

编者：魏红艳

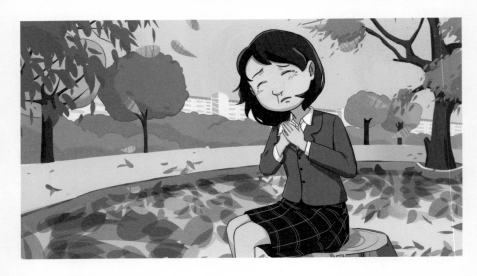

3 秋高爽，天气燥，鼻子出血怎么办？

鼻出血

小秘诀

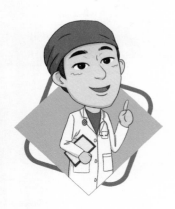

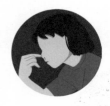

❶ 放轻松，头前倾，手指捏紧鼻翼10～15分钟。

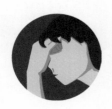

❷ 可以用冰袋、冰饮料或冷毛巾敷前额及颈部两侧。

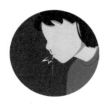 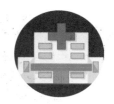 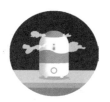

③ 如血液流入口腔，需轻轻吐出，避免刺激胃黏膜引起呕吐，同时也可观察出血情况。

④ 出血量多或频繁出血时，需到医院检查，根据情况行鼻腔填塞或射频止血。

⑤ 预防：避免挖鼻孔、大力擤鼻涕、用力搓鼻子，天气干燥时可适当使用加湿器。

请问，很多人流鼻血后都会仰着头，这样对吗？

仰着头不好，血液会流入口腔，刺激胃黏膜引起呕吐。所以头前倾可避免这个问题，还能观察出血量。

那鼻子里要不要塞一团纸巾？

不要，将纸巾塞入鼻腔会损伤鼻黏膜的。

经常流鼻血有可能是白血病或者鼻咽癌吗？

不要过度担心，大部分鼻出血为鼻黏膜局部损伤引起，平时注意预防即可。如频繁大量出血，则需就医检查以明确病因。

编者：文译辉

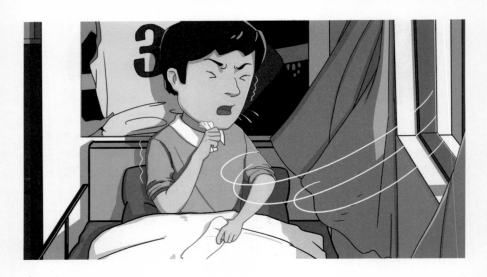

4

季节变，忽冷热，咳嗽流涕怎么办？

普通感冒

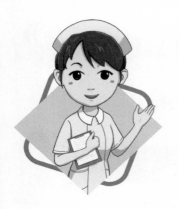

小秘诀

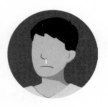

1 受凉或疲劳后出现鼻塞流涕症状，可能是感冒，属于急性上呼吸道感染。

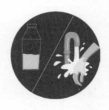

2 注意休息，保证充足的睡眠，清淡饮食，充分饮水，勤洗手，注意通风。

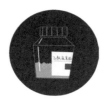

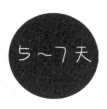

❸ 如发热、头痛，可适当使用对乙酰氨基酚等药物，遵照医嘱，按时服药。

❹ 普通感冒从出现症状到痊愈，一般需要 5 ～ 7 天时间。

感冒是不是要用些抗生素才好得快呀？

不是的，普通感冒一般不需要常规使用抗生素。普通感冒是一种常见的急性上呼吸道病毒性感染性疾病，多能自行恢复。症状轻微者可不用药，按上述建议处理即可；症状严重者可以使用解热镇痛药和（或）抗过敏药缓解症状。在呼吸道疾病高发季节（初春、秋末冬初），少去人员密集的公共场所，防止交叉感染，保持良好的个人卫生习惯。

如何区分感冒和过敏性鼻炎呀？

感冒早期症状和过敏性鼻炎类似，不易区分。如有过敏性鼻炎病史，以鼻痒、鼻塞、打喷嚏、流清水样鼻涕为主，而无咽痛、头痛、咳嗽、发热等症状时，可能是过敏性鼻炎发作。可就诊于耳鼻咽喉科以进一步确诊治疗。

编者：文译辉

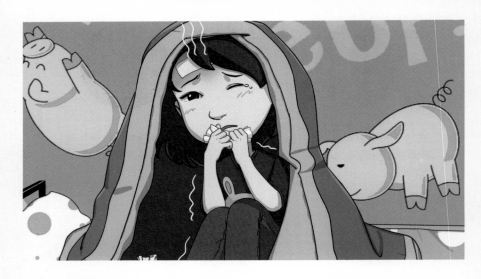

5 发高烧、打寒战，全身酸痛怎么办？

流行性感冒

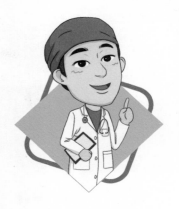

小秘诀

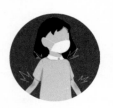

① 流感主要表现为发热、头痛、畏寒、寒战、全身肌肉酸痛、乏力等症状，体温可达 39～40℃。

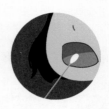

② 出现以上症状，应戴口罩以避免传染他人，同时到医院行血常规和咽拭子检查。

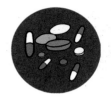 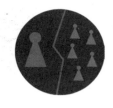 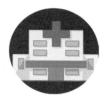

❸ 一旦确诊或疑诊流感，发病 48 小时内使用奥司他韦行抗病毒治疗，可缓解病情和减少并发症。

❹ 在冬春季流感爆发时，多喝温开水，注意室内通风、勤洗手，避免到人多的场所。

❺ 如怀疑是流感，儿童、老年人、孕妇等高危人群应及早就医和预防并发症。

医生，感冒和流感，我们傻傻分不清啊。

　　普通感冒 80% 以上是由病毒感染引起的，包括常见的腺病毒、鼻病毒、冠状病毒、副流感病毒、呼吸道合胞病毒等。如上一节所说，感冒常表现为发热、鼻塞、喷嚏、流涕、咽痛、咳嗽、头痛等，多呈自限性，3 ～ 7 天可以痊愈。

　　但流感不同于普通感冒！它的全身症状更加明显。流感是由甲型或乙型流感病毒引起的，症状重、传染性强、传播快，主要通过空气中的飞沫、人与人之间的接触或与被污染物品的接触传播。必须对流感高度重视，因为流感可导致肺炎、心肌炎、脑炎、横纹肌溶解、肾衰竭等，甚至出现呼吸衰竭、心力衰竭，需要呼吸、循环支持治疗，严重的可导致死亡。

编者：魏红艳

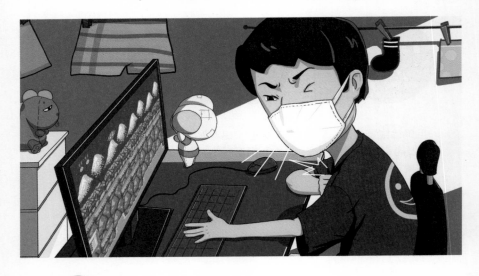

6 感冒了，胸闷痛，心慌呕吐怎么办？

病毒性心肌炎

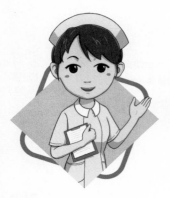

小秘诀

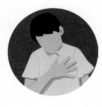

❶ 感冒后出现胸闷胸痛、心慌呕吐，且持续不缓解的，应警惕病毒性心肌炎，尽快到医院就诊。

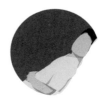

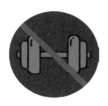

❷ 一旦怀疑是心肌炎，立即停止活动，呈半卧位，有条件的可予适当吸氧，拨打 120 急救电话，等待救护车的到来。

❸ 一旦确诊，须绝对卧床休息，切忌过度劳累或剧烈活动，以免增加心脏负荷而使病情加重。

请问，心肌炎这么可怕，平时如何预防？

　　大部分心肌炎如果能够早期诊断和治疗，多数预后良好。平时应注意锻炼身体，劳逸结合，避免熬夜，避免进食辛辣刺激食物，等等。对于抵抗力差的患者，建议每年接种流感疫苗。经常扁桃体发炎者，可以考虑行扁桃体切除术。 对于中老年胸痛患者，还应注意排查心肌梗死，需及时就医。

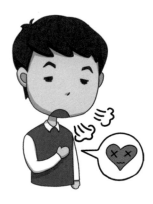

编者：魏红艳

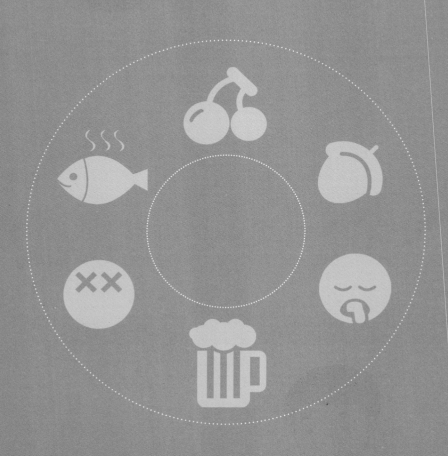

第二章

吃货的世界，你不懂我懂

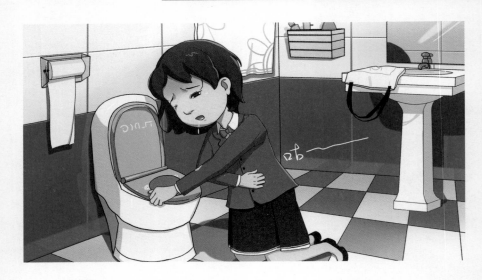

1 吃不惯，吐和泻，水土不服怎么办？

胃肠炎

小秘诀

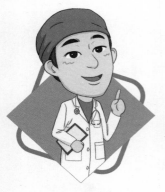

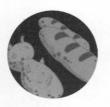

❶ 如有呕吐和腹泻，伴有阵发性腹部绞痛，大便后疼痛缓解，多为进食不洁或过敏的食物所致。

❷ 如呕吐症状不明显，需多喝温水，可以同时补充水分和按摩腹部以刺激胃肠蠕动，从而排出不洁食物。

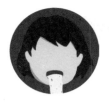

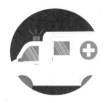

❸ 如呕吐严重、饮水后即有呕吐者，建议暂不饮水和进食，待症状缓解后再尝试少量饮水，逐渐增加饮水量。

❹ 保证充足的液体量最为重要，每天的口服补液量需达3～4升；腹泻严重者可口服蒙脱石散止泻。

❺ 合并以下情况时应立即就医：高热、剧烈且持续的腹痛、呕吐物呈咖啡样、虚脱、无法进食。

请问，针对急性胃肠炎的情况，可以选择什么药物来治疗？

可以自行服用的药物：口服补液盐，一般药店有售，用作补充电解质，冲水服用；胃黏膜保护剂，如铝碳酸镁、氢氧化铝／硫糖铝等。

止吐药物：多潘立酮、甲氧氯普胺等。

缓解腹痛及腹泻的药物：屈他维林、维库溴铵等止泻药物；蒙脱石散。

中成药：黄连素片。

编者：张　宁

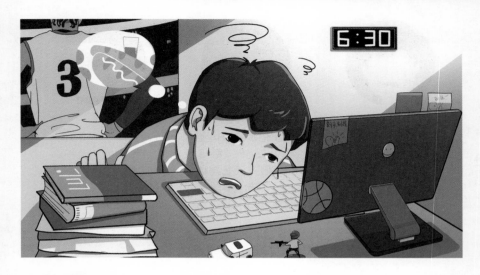

2 早起床，没吃饭，头晕多汗怎么办？

低血糖

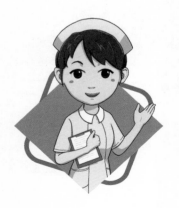

小秘诀

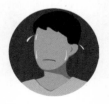

❶ 如低血糖症状不重，仅有出汗、心慌等，可适量进食糖水、糖果、面包等。

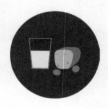

❷ 如进食含糖食品后，症状很快完全缓解，证明发生了低血糖。

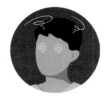
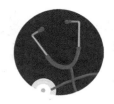
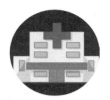

❸ 当患者神志不清时，救治者切勿盲目喂食，以防患者发生食物误吸，应尽快送往就近医院急救或拨打 120 急救电话。

❹ 有条件时，立刻检测血糖水平，明确是低血糖后再予以相关措施纠正。

❺ 如果低血糖症状反复发生，应到医院就诊。

请问，有什么办法可以预防低血糖？

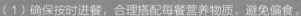
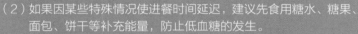
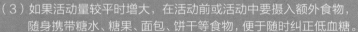

（1）确保按时进餐，合理搭配每餐营养物质，避免偏食。
（2）如果因某些特殊情况使进餐时间延迟，建议先食用糖水、糖果、面包、饼干等补充能量，防止低血糖的发生。
（3）如果活动量较平时增大，在活动前或活动中要摄入额外食物，随身携带糖水、糖果、面包、饼干等食物，便于随时纠正低血糖。

那么，怀疑低血糖但进食后症状无缓解怎么办？

应尽快送往就近医院急救或拨打 120 急救电话，寻找可能的病因并予以相应处理。

编者：赵继军

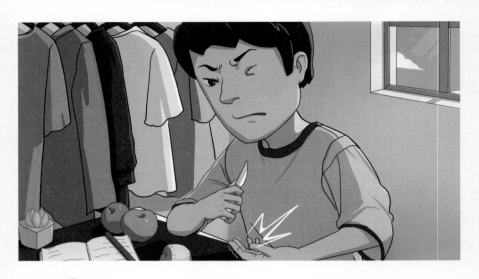

3

吃水果，削削皮，
割伤出血怎么办？

手外伤

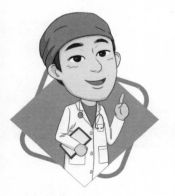

小秘诀

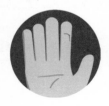

❶ 手割伤出血，首先
要保持冷静，观察
伤口出血情况。

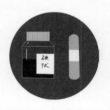

❷ 较浅的小伤口（小
于1厘米）、出血少，
可用消毒液冲洗后
贴上创可贴，注意
伤口不要沾水。

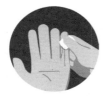 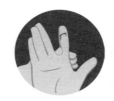 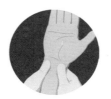

❸ 如伤口过深过长，渗血明显，先用干洁的纱布或衣物直接压迫止血，然后到医院处理伤口。

❹ 如伤口呈喷射样出血，或加压止血效果差，先用指压动脉止血法，按住伤口处近心端，再立即到医院处理。

❺ 如割到手腕或手掌，出血较多，需要同时按住桡、尺动脉近心端才能止血。

 请问，手割伤时应该选择什么消毒液清洗伤口呢？

 　　手外伤时，我们一般选择碘伏或75%酒精进行消毒。自行消毒时，尽量不使用含汞红药水；如使用了红药水，到医院时应告知医生，避免再次使用含碘消毒液，以免形成对机体有害的含汞化合物。
　　如伤口较深，可先用双氧水冲洗。双氧水可形成有氧环境，防止破伤风等感染；双氧水产生的微小泡沫还能起到一定的止血作用，但在使用碘伏冲洗前需先用生理盐水冲洗干净泡沫。

 那么，什么情况下需要去医院处理伤口？

 　　如上述方法均不能有效止血，应及时去医院处理伤口；若伤口较深，除了消毒、止血外，还应到医院打破伤风抗毒素，预防破伤风感染。

编者：黄应雄

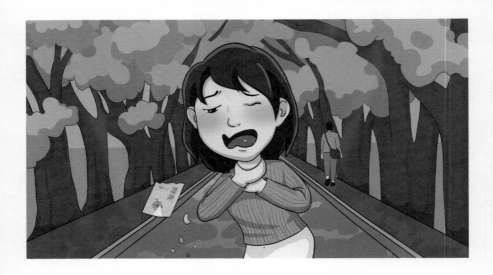

4

吃坚果，卡喉咙，
海姆立克怎么做？

气道梗阻

💡 小秘诀

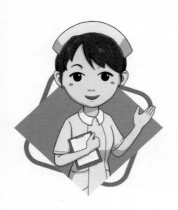

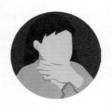

❶ 气道梗阻的主要特征性表现是患者双手紧紧抓住喉咙且说不出话。

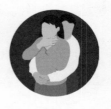

❷ 第一步是站在患者身后，两脚前后稍微张开以保持平衡，将手臂环绕患者腰部，身体稍微向前倾斜。

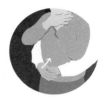

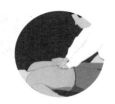

❸ 第二步是一手握拳，将大拇指握在掌心，用大拇指指侧对着患者肚脐上两横指处，另一手抓住拳头，快速向上向后冲击挤压腹部6～10次，直到梗阻解除。

❹ 如患者心脏骤停，应立即呼叫旁人协助，一人行心肺复苏术，一人行卧位腹部冲击法，同时拨打120急救电话。如现场只有一人，先进行腹部冲击再拨打120急救电话。

请问，如果自己气道梗阻，身边没有其他人，怎么办？

必须抓紧时间进行自救：将拳头放在肚脐上方，用另一只手抓住自己的拳头，同时弯曲身体靠住坚硬的台面或椅背，向内向上推动拳头多次，直到梗阻解除。

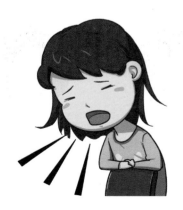

编者：叶　子

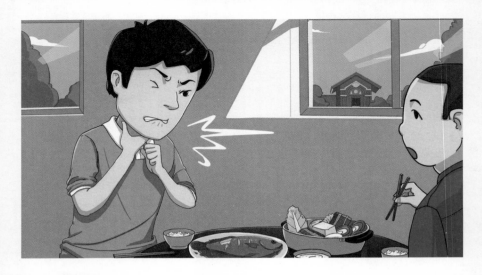

5 | 鱼鲜美，鱼骨多，鱼骨卡喉怎么办？

鱼骨卡喉

小秘诀

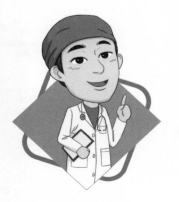

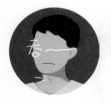

❶ 保持镇静，可试着吞咽唾液几次，初步确定是否真有鱼骨卡喉。

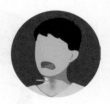

❷ 鱼骨卡喉时，吞咽有明显刺痛，常持续固定在一个部位，而静止时疼痛不明显。

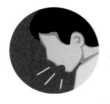 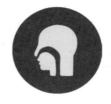 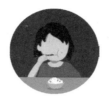

❸ 确定有鱼骨卡喉后，可尝试能否将其咳出。

❹ 如不能咳出，且咳时有疼痛感，要立即到附近医院就诊，必要时，进行电子喉镜或其他相关检查。

❺ 预防：进食时需细嚼慢咽，不要囫囵吞枣、大声说话嬉笑。

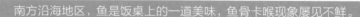

南方沿海地区，鱼是饭桌上的一道美味，鱼骨卡喉现象屡见不鲜。

请问，这种现象这么常见，如何初步判断是鱼骨擦伤黏膜还是真正有鱼骨卡喉呢？

有时进食过快，鱼骨可刮伤黏膜引起疼痛，产生鱼骨卡喉的错觉。可先试着吞咽唾液几次，如痛感不明显或逐渐减轻，就可能只是黏膜损伤。真正鱼骨卡喉的感觉是吞咽时有明显的刺痛，且常持续固定在一个部位，而咽部静止时疼痛不明显。

对了，听说吞饭团、喝醋是神奇的土方。

这些方法是不可取的哦！吞饭团可能使鱼骨全部没入黏膜，甚至扎穿大动脉。醋酸不会在一个部位停留，喝醋不但不能软化鱼骨，还可能损害黏膜。

编者：文译辉

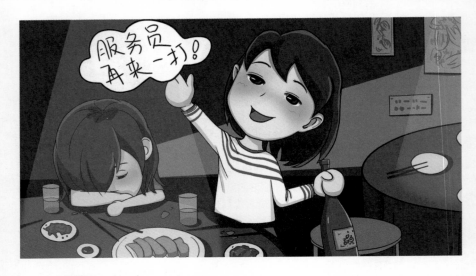

6　会朋友，喝杯酒，酒精中毒怎么办？

饮酒过量

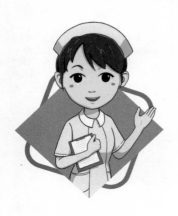

小秘诀

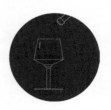

❶ 切记！饮酒关键在于"适量"。"酒量"这个度因人而异，可参考个人过去的经验。

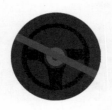

❷ 切记！饮酒后不宜做需要精神高度集中的工作，尤其禁止酒后驾驶。

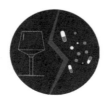 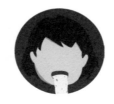 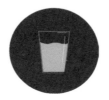

❸ 切记！服用头孢类、镇静类药物或解热镇痛类药物期间，切勿喝酒；不宜空腹或快速喝酒。

❹ 过量饮酒后，不要主动"催吐"，避免剧烈呕吐导致贲门撕裂综合征，引起消化道出血。

❺ 如有呕吐，应适当补充纯净水或蜂蜜水以促进代谢以及排尿，目前没有特效的解酒药。

 请问，如何照顾过量饮酒的朋友？

 过量饮酒后，早期表现为兴奋、烦躁、易怒，最好在旁陪同；后期可表现为嗜睡，注意协助睡眠时的醉酒者头部侧放，以免其发生呕吐时引起窒息。当醉酒者出现酒精中毒较深的症状，如意识障碍（昏迷）或者极度兴奋、严重的胃肠不适或者胸闷时，建议陪同其至急诊科就诊。

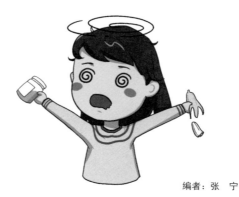

编者：张 宁

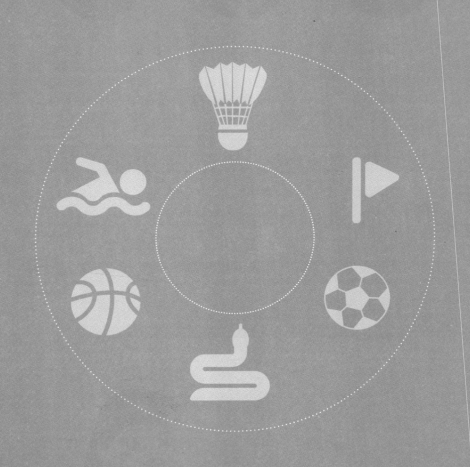

第三章

挥洒的青春，更需要关爱

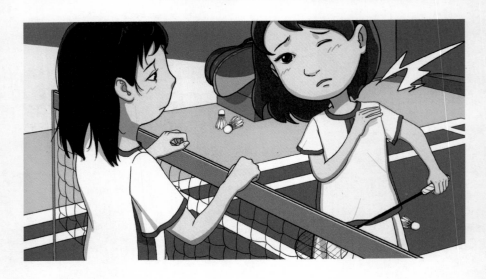

1 运动前，未热身，关节扭伤怎么办？

关节扭伤

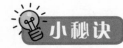 **对于急性关节扭伤，可以使用 RICE 原则进行处理**

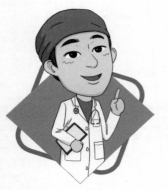

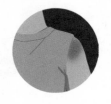

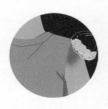

❶ 休 息（Rest）：
急性关节扭伤时，应立即停止受伤关节活动，观察有无皮肤伤口。

❷ 冰 敷（Ice）：
如无伤口，立即用毛巾裹住冰袋或冰饮料后敷于痛处，以减少局部出血或肿胀。

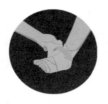 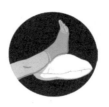

❸ 加压包扎（Compression）：肿胀明显者，可至医院使用弹力绷带进行加压包扎，以防止出血、肿胀加重。

❹ 抬高患肢（Elevation）：抬高或垫高损伤部位，以促进血液循环，减轻肿胀。

请问，我们在处理关节扭伤时，需要避免哪些错误做法？

（1）急性关节扭伤时，尽量不要在受伤 48 小时内进行热敷、揉搓，这样容易加重血液渗出，导致肿痛加重；受伤 48 小时后，方可对患处进行热敷或局部理疗，如红外线灯照射等。

（2）尽量不要在关节扭伤 1 周内过多活动患肢，避免组织间隙松弛，导致日后反复扭伤或加重韧带损伤。

（3）对肿胀明显的关节进行加压包扎时，注意不要包扎太紧，防止静脉回流受阻而加重肿胀。

对了，什么情况下我们需要去医院处理？

　　如出现下列情况，请尽快到医院就诊：足部受伤时出现行走无力、不能提起足跟，这说明可能合并跟腱断裂；合并皮肤裂伤出血时，先用干净的布料或无菌纱布压迫止血，然后及时至医院进一步消毒和缝合，同时需要注射破伤风抗毒素以预防破伤风感染；受伤部位非常疼痛肿胀，或自觉关节损伤较轻但 7 天后疼痛不能缓解甚至加重者，均需至医院就诊。

编者：黄应雄

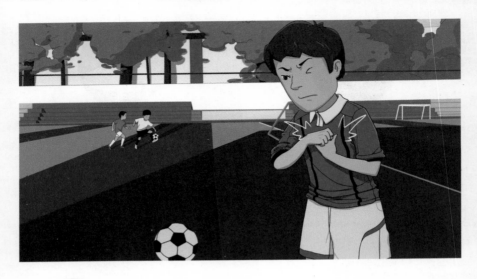

2 做运动，打比赛，突发胸痛怎么办？

自发性气胸

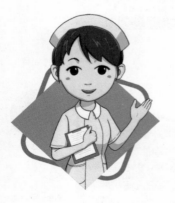

小秘诀

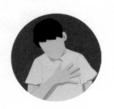

❶ 运动时突发胸痛，要注意判断是发生自发性气胸还是单纯的肌肉拉伤。

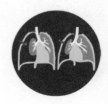

❷ 自发性气胸常见于"瘦高个"，这可能与先天性弹力纤维发育不良而使肺泡壁弹性减退有关。

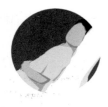 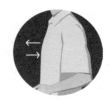 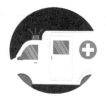

❸ 如果运动后突发胸痛，应立即停止活动，半卧位休息，不要过多移动，有条件的可给予吸氧。

❹ 观察双侧胸部随呼吸起伏情况，如一侧饱满而无起伏或起伏减弱，应高度怀疑自发性气胸。

❺ 如有呼吸困难、脉搏增快(＞120次/分)、全身肢体冰凉等症状，应警惕张力性气胸，立即就医。

 请问，如果胸壁有外伤伤口怎么办？

 如合并外伤伤口时，应考虑为开放性气胸，送医前如有条件，用清洁用具如塑料袋、衣物、碗杯等制作成不透气敷料和压迫物，让患者用力呼气后屏气立即封盖伤口并进行加压包扎。如送医途中，患者呼吸困难加重，禁止拍背，应在患者呼气时开放密闭的敷料，排出高压气体。

 医生，张力性气胸那么危险，万一遇上了，我能做什么？

 如为张力性气胸，患者极度呼吸困难，如有条件，应立即使用粗针头在气胸发生侧的第2肋间锁骨中线处刺入胸腔。于插入针的接头处，缚扎一橡胶手指套，将指套顶端剪一大小为1厘米的开口，可起活瓣作用，防止患者吸气时空气进入胸腔；如无橡胶手套，则可用塑料袋、避孕套替代。穿刺排气减压可以快速减轻患者胸腔内压，但应由接受过培训的急救人员实施。

编者：叶　子

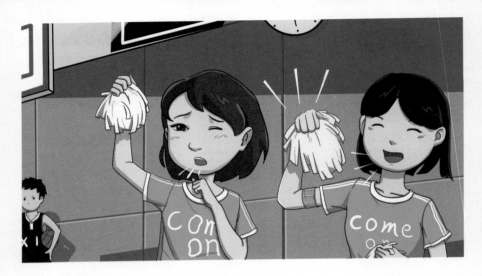

3

看比赛，加加油，声音沙哑怎么办？

急性喉炎

💡 小秘诀

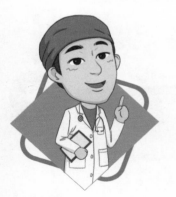

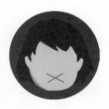

❶ 噤声休息，不要过度用嗓。

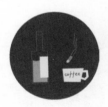

❷ 频繁小口饮水滋润声带，不要吸烟、饮酒及咖啡。

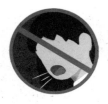 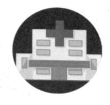 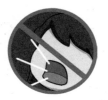

③ 不要过多清嗓及咳嗽，可以适当使用润喉含片。

④ 若嗓声休息后无缓解，建议到医院检查及治疗。

⑤ 预防：避免大声喊叫、尖叫、过度用嗓。必要时，可以使用扩音器增加音量。

请问，嗓声休息是完全不能讲话吗？小声讲或者低声讲可以吗？

大声喊叫等过度用声后出现声音沙哑，往往是损伤了声带，如发生声带水肿、黏膜下出血等。轻者可能会出现音色和音质的改变，重者可能完全不能出声。建议立即嗓声休息，停止讲话一天，如非必要则不要发音。也不要过多地清嗓或咳嗽，因为清嗓或咳嗽时，气流会猛烈地震动声带，从而加重声带损伤。小声和低声讲话对于保护嗓音来说也是不利的。

那有什么非处方药可以用吗？

除了以上方法，可以适当短期使用一些润喉含片，加速声带恢复。如果完全不能发音或次日声音沙哑状况无好转，建议至医院检查，根据情况喷喉及进行药物治疗等。

编者：文译辉

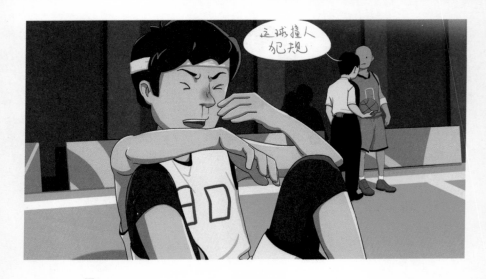

4 打篮球，被撞伤，鼻梁歪了怎么办？

鼻骨骨折

小秘诀

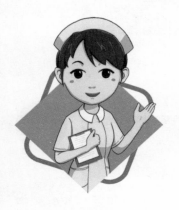

❶ 外伤后鼻梁歪斜，应及时就诊于附近医院耳鼻咽喉科急诊。

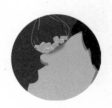

❷ 可用冰袋等对鼻背部冷敷，但尽量避免用力按压。

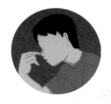 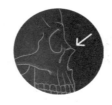 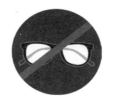

❸ 若合并鼻腔出血，可捏住双侧鼻翼，同时头前倾，以防止血液流向咽部。

❹ 鼻骨X光片确诊鼻骨骨折者，可行鼻骨骨折复位术。

❺ 伤后三个月应避免鼻梁受力，如戴重框眼镜等，在生活及运动中应尽量避免磕碰、撞击。

　　请问，打篮球鼻外伤除了鼻梁歪斜、塌陷和鼻出血外，有些人的鼻子还会流出很多清水样的鼻涕，这是什么情况呢？

　　外伤后鼻腔流清水样鼻涕，应警惕脑脊液鼻漏可能，应到医院急诊科就诊。检查鼻部和眼部情况，包括鼻骨X光片或CT扫描，根据医生判断决定是否施行鼻骨骨折复位术。如怀疑是脑脊液鼻漏，应注意观察鼻腔漏出液的性状，留取标本行脑脊液相关检查，必要时需行颅底磁共振检查。确诊后由医生进行相应治疗。

　　鼻部肿胀厉害的时候，可以做鼻骨骨折复位术吗？

　　鼻部肿胀明显者可待消炎消肿后再行鼻骨骨折复位手术，但注意消炎消肿时间不要超过14天。

编者：文译辉

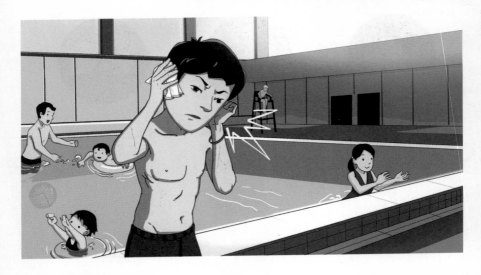

5 夏天热，游游泳，耳朵进水怎么办？

耳道进水

小秘诀

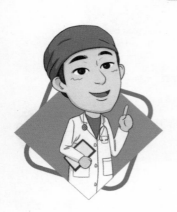

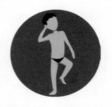

❶ 头歪向进水耳朵侧，单脚跳。

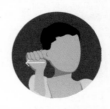

❷ 活动外耳道法：稍微用力来回拉耳朵，或者反复地把嘴张大。

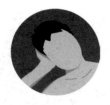 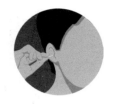 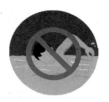

❸ **手掌吸水法**：进水耳朵歪向下，同侧手掌紧压耳廓，然后迅速松开手掌。

❹ **借助工具**：用干净细棉签或者将纸巾卷起来轻轻探入外耳道，切勿探入太深，以免损伤鼓膜。

❺ 鼓膜穿孔者耳道进水后会引发中耳炎急性发作，不建议游泳；或疾病治愈后再游泳。

　　进水出不来耳闷相当难受，鼓膜穿孔者甚至会引发中耳炎急性发作。请问，为什么水进入外耳道后难出来？

　　外耳道里面有空气，和中耳之间隔着层鼓膜。水在进入狭窄的外耳道后，由于张力形成屏障，水屏障和鼓膜之间产生负压，就不容易出来。

　　除了上面讲的处理方法，还有什么预防措施呢？

　　游泳时可戴上一副耳塞，隔绝耳朵和池水，就可以预防耳朵进水。部分情况下，泳姿不正确也容易导致耳朵进水，可由专业教练指导游泳姿势。另外，中耳炎患者建议不要游泳，如急性中耳炎发作，应咨询耳鼻咽喉科专科医生。

编者：文译辉

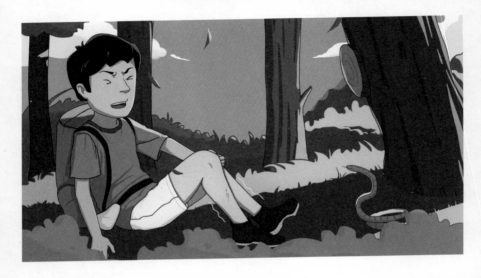

6 爬爬山，巧遇蛇，被蛇咬伤怎么办？

蛇咬伤

小秘诀

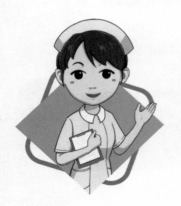

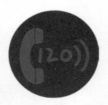

❶ 迅速拨打 120 急救电话。

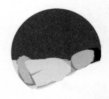

❷ 让伤者保持静卧状态，避免受伤肢体活动。

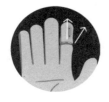
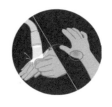
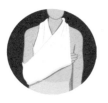

❸ 去除受伤肢体上所有紧身的衣物和饰品。

❹ 迅速用大量的清水或者肥皂水冲洗伤口，避免毒液继续被人体吸收。

❺ 将受伤肢体有效固定，尽量让受伤肢体保持在身体的低位。

请问，如果不知道是被什么蛇咬伤，要不要抓蛇给医生看？

千万不要浪费时间去抓蛇而耽误救治时机，而且抓蛇过程中的过度活动容易加快蛇毒的扩散，同时还会有再次被蛇攻击的风险。如果有机会的话，可以抓拍蛇的照片，这样有利于医生分辨蛇的种类，进行针对性治疗。

那要不要用止血带或细绳捆扎受伤的肢体？

大量临床研究表明，蛇咬伤后使用止血带不仅不会减轻中毒的症状，反而容易造成肢体的缺血坏死。很多蛇伤病人肢体坏死，最后被迫截肢，大多是因为捆扎过紧和捆扎时间过长引起的。

医生，要不要用嘴去吸出患者伤口处的毒血？

我们的口腔黏膜并不是一个完整的皮肤，其通透性非常高。用嘴去吸伤口时，蛇毒可以通过口腔黏膜直接吸收到施救者的血液循环中，令其也中毒，故不建议。

编者：郑梓煜

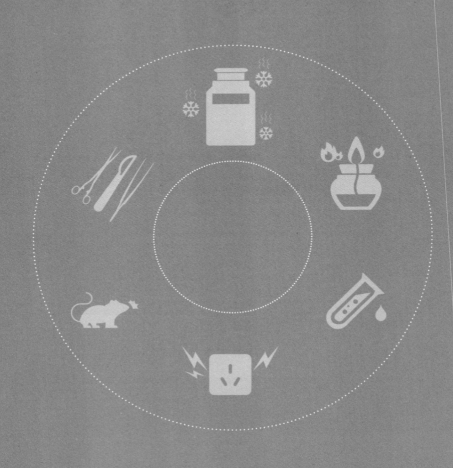

第四章

走进实验室，你需要知道

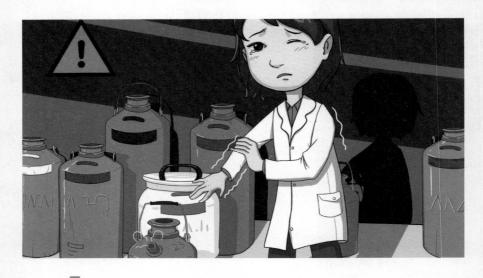

1 液氮罐，温度低，不慎冻伤怎么办？

冻伤

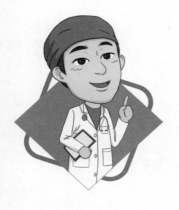

小秘诀

❶ 冻伤与接触时间相关，一般2秒内的接触不会造成明显冻伤。如长时间接触液氮，需戴防护手套。

❷ 一旦发生液氮冻伤，应迅速离开冷冻源，避免冻伤程度加重。

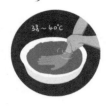 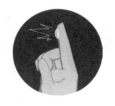 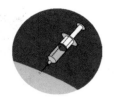

❸ 将冻伤部位浸泡在温水中（38～40℃）；待冻伤处恢复知觉后，停止浸泡或加温，不宜浸泡过久。

❹ 如果冻伤轻微，保持创面清洁，数天后可自行愈合。

❺ 若创面有渗液或水疱，则需要消毒包扎；如水疱张力大，用无菌注射器抽掉疱液后进行包扎。

 请问，液氮冻伤有哪些不正确的急救方法？

 　　液氮冻伤后不要急于进行热敷、浸泡沸水或明火烤来快速复温，避免导致血管痉挛而阻碍血液流动，进一步加重损伤；冻伤后不可搓冻伤的部位产热复温，这样容易造成严重的机械损伤。

 液氮冻伤后，什么情况下需要去医院处理？

 　　出现以下情况时，需要尽快到医院处理：冻伤后皮肤出现溃疡或皮肤表面颜色改变；如冻伤面积较大，注意需用棉被裹好保暖后再送医院；冻伤后出现明显的全身反应如虚脱、荨麻疹等，应及时至医院就诊。

编者：叶　子

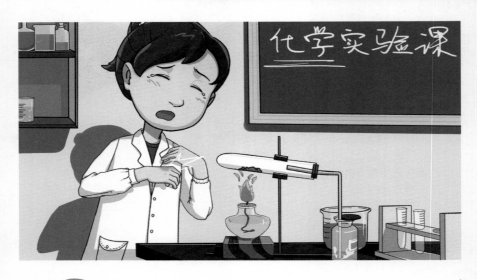

2 酒精灯，六百度，火焰烧伤怎么办？

烧伤

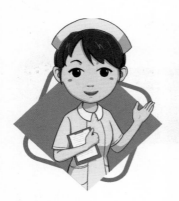

小秘诀 与酒精灯相关的烧伤一般有如下情况：

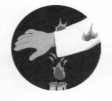

❶ 操作不当，酒精灯上的火焰直接点燃衣物引起烧伤。

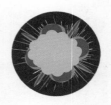

❷ 洒落在衣物或皮肤上的酒精被点燃而引起烧伤。

自救时：

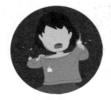 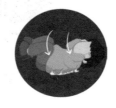 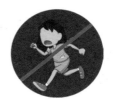

❶ 去除可燃物，即立即脱去身上沾有酒精或着火的衣物。

❷ 切断火源与氧气之间的联系，即采用就地翻滚，以及沙土、湿布／衣物覆盖的方式灭火。

❸ 避免高声喊叫和奔跑，因为喊叫会引起严重呼吸道烧伤，奔跑带来的风势会加重烧伤。

 遇到他人被烧伤时，我们可以做些什么去救助呢？

　　用浸湿的衣服、毛毯、桌布等织物盖灭火焰。

　　如果烧伤皮肤面积不大，局部红肿疼痛明显并出现水疱，通常考虑为 II 度烧伤，可按第六章"2."所述"冲、脱、泡、盖、送"五字原则处理。若烧伤严重，则尽快送医治疗。

　　如果烧伤处皮肤痛觉消失，呈暗红、瓷白甚至黑褐色，触之如皮革，多为 III 度烧伤，则不必经冲、泡等程序，将伤处覆盖后尽快送医治疗。

　　需要特别注意的是，较大面积火焰烧伤的患者有合并吸入性损伤、休克的可能，运送时需注意观察其生命体征变化并保持其呼吸道通畅。

编者：陈　蕾

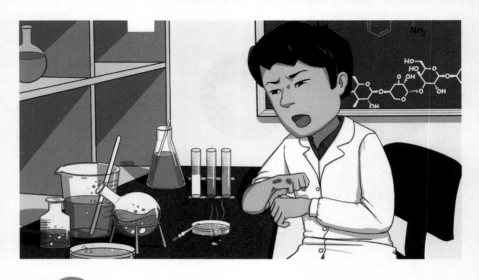

3

浓酸强，浓碱猛，
酸碱灼伤怎么办？

化学烧伤

小秘诀

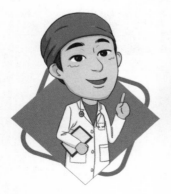

1 立即脱去被强酸或强碱污染的衣物、首饰，避免二次损伤。

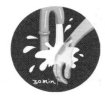

❷ 无论何种酸碱灼伤，均立即用大量的清水冲洗至少 30 分钟，直到灼伤不再加重。

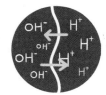

❸ 冲洗后，强酸类灼伤用饱和的碳酸氢钠溶液冲洗，强碱类灼伤用醋酸溶液或 3% 硼酸溶液冲洗。

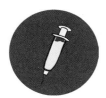

❹ 被强腐蚀性的强酸如氢氟酸灼伤时，因其穿透性强，灼伤处直径大于 1 厘米时，应立即就医处理。

❺ 如为生石灰或电石等灼伤，在清水冲洗前须用刷子清除患处的颗粒或粉末，避免其遇水产热。

请问，如果酸碱不慎飞溅入眼，怎么办呢？

　　立即以最快的方式使用冷自来水冲洗受伤的眼睛至少 30 分钟，边冲洗边翻转眼睑，让水进入结膜囊将化学物冲洗干净，然后立即至医院就医。冲洗眼睑时注意保持睁眼或用手提起眼睑，如果配戴隐形眼镜则应立即摘掉，千万不要揉、擦眼睛。另外，若为生石灰入眼，在生石灰颗粒或粉末被去除前，千万不可用水冲。

编者：黄应雄

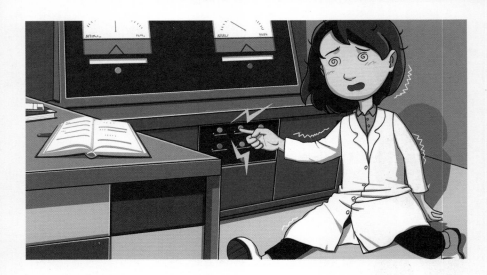

4 用仪器，偶漏电，触电之后怎么办？

触电伤

小秘诀

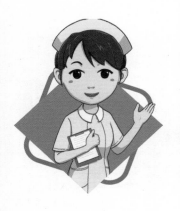

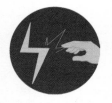

❶ 被电击后，要保持冷静，迅速脱离电源，身体若无不适，只需要处理电击伤口。

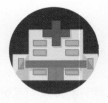

❷ 如果感觉身体不适，需要立即到医院就诊，进一步评估受伤情况。

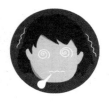
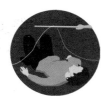

❸ 如果被电击者出现意识模糊、呼吸困难、抽搐、意识丧失等情况，请立即拨打 120 急救电话，寻求医疗救助。

❹ 救助者需保持冷静，未切断电源前，不可直接接触被电击者。如果不能切断电源，需使用干燥、不导电的木棍或塑料将电线移开，然后再行救助。

请问，如果患者发生心脏骤停，如何处理？

　　如果患者发生心脏骤停，在确保现场环境安全的前提下，需要立即对患者进行徒手心肺复苏术，即胸外按压和口对口人工呼吸。

那么，电击伤患者伤口处理后需要接种破伤风吗？

　　需要。电击伤患者伤口处理后，应常规接种破伤风抗毒素以预防破伤风。

编者：王科科

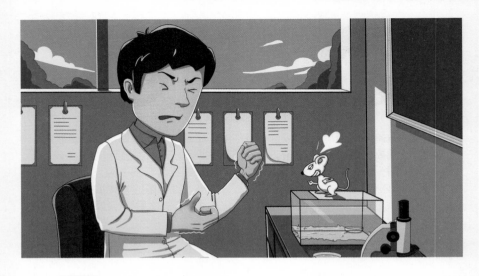

5 做实验，养动物，被它咬伤怎么办？

动物咬伤

小秘诀

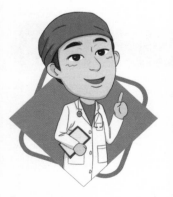

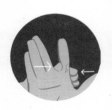

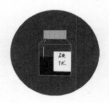

❶ 保持冷静。有出血的，则让污染的少量血液自行流出；没有出血的，需挤压伤口周围，挤出血液。

❷ 随后用肥皂水彻底清洗伤口。然后用75%酒精或0.5%碘伏消毒。

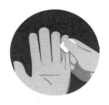
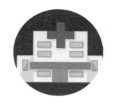
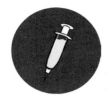

③ 如果出血不止，应使用无菌纱布或干净纸巾覆盖伤口并用力压迫止血，绝大多数出血可以止住。

④ 就诊于医院急诊科进一步处理伤口。明确告知医生伤人的动物种类。

⑤ 被动物咬伤后，伤口要进行清创、抗感染处理及注射破伤风疫苗。

请问，被动物咬伤后，是否需要使用抗生素？

动物口腔一般均存在细菌，为安全起见，被咬伤后，可根据伤情口服或静脉使用抗生素。

那动物咬伤后是否需要接种狂犬病疫苗和使用免疫球蛋白呢？

请将实验动物种类告知医生，由医生根据实验动物种类和受伤严重程度，决定是否需要接种狂犬病疫苗和免疫球蛋白。

编者：王科科

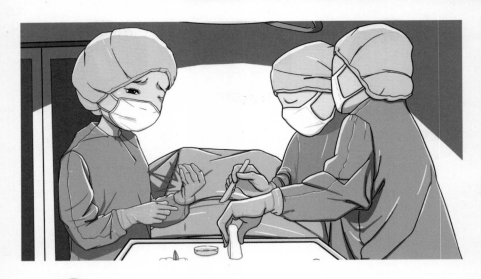

6

手术中，用锐器，意外受伤怎么办？

锐器伤

小秘诀

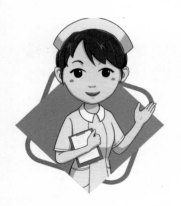

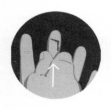

❶ 一挤：发生锐器伤后，脱去手套，在伤口处适度挤压，尽可能挤出血液，避免直接挤压伤口。

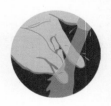

❷ 二冲：用流动的水反复冲洗伤口。

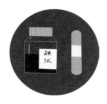 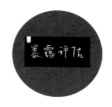 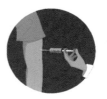

3 三消：用 0.5% 碘伏或 75% 酒精消毒伤口，必要时包扎伤口。

4 四报：评估被感染的风险及程度，按规定逐级报告，向医院感染相关管理部门报告、填表。

5 五随访：遵循有关法规进行疫苗接种，定期进行相关血清学检测并跟踪随诊。

请问，挤压时应注意什么？为什么不能直接挤压伤口？

应在伤口处从近心端向远心端适度挤压，避免直接挤压伤口是为了避免被污染的血液进入血液循环。

那么，使用完的穿刺针具可以直接用手回套针帽吗？

一般不回套针帽，尤其不能直接用双手回套针帽。

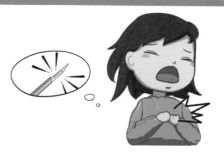

编者：赵继军

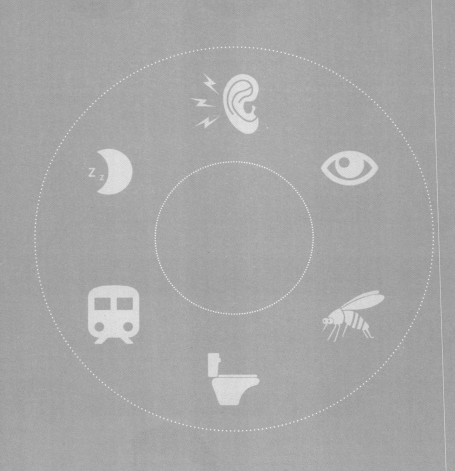

第五章

期末考试日，寒窗苦读时

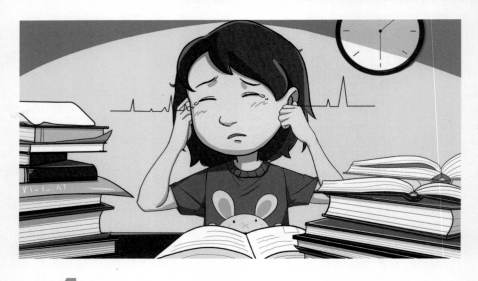

1 | 临考试，熬夜多，耳鸣耳聋怎么办？

突发性耳聋

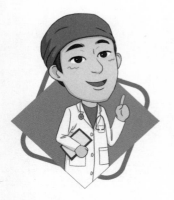 小秘诀

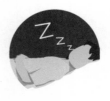

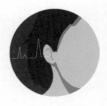

① 一过性耳鸣不必过度担心，保证充足睡眠、心情舒缓就能恢复。

② 突发性耳聋是指突然发生、原因不明的感音神经性听力下降，可伴耳鸣、眩晕、耳闷等。

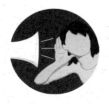

❸ 突发听力下降需尽早至医院耳鼻咽喉科就诊；确诊突发性耳聋的需尽早治疗，以免错过最佳治疗时机。

❹ 避免过度疲劳、噪音环境、紧张情绪。

　　耳朵健康容易被忽视，在我国存在听力障碍的人当中，因为不注意保护而造成后天失聪的占 80% 以上。人在一生中的不同年龄阶段，听力损失的干扰因素是不同的。婴幼儿以遗传性耳聋为主，青少年主要为噪声性损伤，成年人易发生突发性耳聋，老年人则易产生老年性耳聋。突发性耳聋在近年来呈现年轻化趋势。

　　请问，突发性耳聋的病因有哪些呢？

　　具体病因尚不明确，但研究发现：睡眠不足、疲劳过度、精神紧张、心理压力大、情绪焦虑等，都是突发性耳聋的主要诱因。

　　突发性耳聋该怎么治疗呢？有预防的方法吗？

　　治疗原则是越早治疗效果越好，错过最佳治疗时机容易发展成永久性耳聋。大部分青年患者通过静脉注射及口服药物，加上辅助治疗，都能完全康复。除了上述诱因外，戴耳机高分贝听歌、长时间"煲电话粥"、泡吧及 KTV 等噪声环境等也容易导致噪声性耳聋，故应注意纠正不良生活习惯，保护听力健康。

编者：文译辉

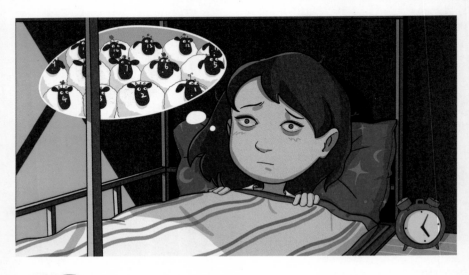

2

压力大，精神差，
经常失眠怎么办？

失眠

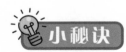小秘诀

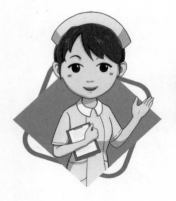

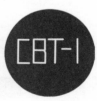
CBT-I

如何处理失眠呢？
失眠认知行为治疗（Cognitive Behavioral Therapy for Insomnia，CBT-I）是最常用的非药物治疗方案，得到全球失眠患者认可，效果令人满意。

1 建立睡眠节律：训练固定上床、起床时间。坚持每日同样的上床、起床时间，形成自我生物钟。无论睡眠好坏、是否睡着，须坚持遵循时间表。

2 促进睡眠动力：无论夜间睡眠好与坏，白天不能补觉，上床后不做与睡眠无关的事情，如玩手机等。建议每日坚持适量有氧运动，但睡前 2 小时内应避免运动。

3 做到身心放松：避免睡前躯体或心理的紧张。通过放松训练，如冥想放松、训练呼吸节律等方法，可以减少焦虑，从而促进睡眠。

请问，什么情况算是失眠？

如果有以下症状就算失眠了：①入睡时间 >30 分钟；②睡眠维持障碍（整夜觉醒次数 ≥ 2 次）；③睡眠质量下降和总睡眠时间减少（通常少于 6 小时）；④失眠症状严重，影响日间学习工作。

那么，老是失眠怎么办？

失眠不可怕，可怕的是患者对失眠的恐惧。如果能做到不在意失眠，建立"爱睡不睡"的心态，相信失眠可能很快就自愈了。

失眠到什么程度就要去看医生？

如果失眠症状持续 4 周或以上不好转，请及时到专业的医疗机构精神科或神经科做进一步诊疗。

编者：党 超

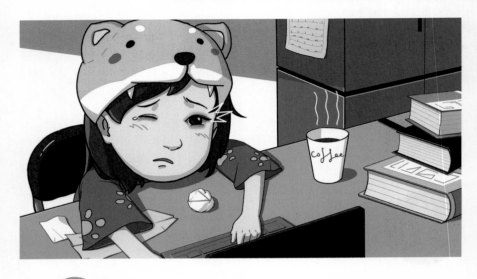

3 看书多，揉揉眼，眼睛红肿怎么办？

结膜炎

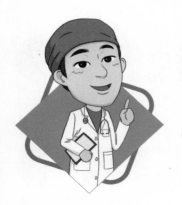

小秘诀

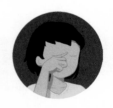

❶ 不要挤压或揉搓眼睛。

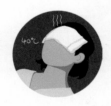

❷ 如伴有疼痛，无视朦，可用温毛巾热敷，无过敏史者可滴抗生素滴眼液。

❸ 如伴有瘙痒，无视朦，可用凉开水清洗或冷敷，无过敏史者可滴抗过敏滴眼液。

❹ 如上述方法处理无效或伴有明显视力下降，请马上到医院就诊。

❺ 切勿自行长期滴"的确当"或含地塞米松类的眼药水，虽短期见效快，但长期用药可能会导致青光眼和白内障，有失明的风险！

请问，为什么会发生眼睛红肿？

　　眼睛红肿伴瘙痒，多数是过敏引起的，严重的还会伴有球结膜水肿。

该如何应对过敏呢？

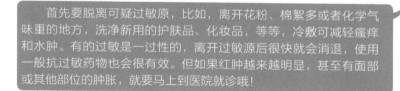

　　首先要脱离可疑过敏原，比如，离开花粉、棉絮多或者化学气味重的地方，洗净新用的护肤品、化妆品，等等，冷敷可减轻瘙痒和水肿。有的过敏是一过性的，离开过敏源后很快就会消退，使用一般抗过敏药物也会很有效。但如果红肿越来越明显，甚至有面部或其他部位的肿胀，就要马上到医院就诊哦！

编者：苏毅华

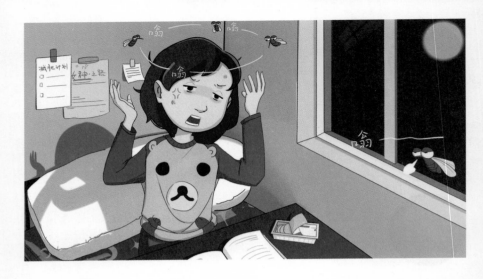

4

夜深静，嗡嗡嗡，
蚊虫叮咬怎么办？

蚊虫叮咬

小秘诀

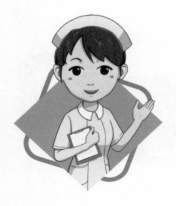

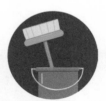

1 灭蚊驱蚊管源头：搞好环境卫生，清除垃圾、积水；室内安装纱窗、纱门、蚊帐；善于利用电蚊拍等工具。

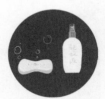

2 个人防护要做足：保持身体清洁卫生；避免露天夜宿，身体暴露部位涂驱蚊液，穿薄的浅色系长衣长裤。

❸ 管住手，不要抓：蚊虫叮咬后会出现局部的红肿痒痛，严重者可形成小水疱，这时候切记不能反复搔抓，不然会越抓越痒，皮肤抓破后甚至会引起局部感染。

❹ 止好痒，不用愁：蚊虫叮咬后可用肥皂水或小苏打水冲洗，以中和蚊子分泌的酸性毒素；用冰块或冷毛巾湿敷；局部使用止痒剂，如 0.25% 樟脑和薄荷醇霜剂、炉甘石洗剂及糖皮质激素乳膏等；严重者可口服抗组胺药物，如氯雷他定、西替利嗪、依巴斯汀等。

❺ 有感染，不用慌：若蚊虫叮咬后局部出现感染、红肿及脓性分泌物时，应及时用医用酒精等皮肤消毒液清洗患处，外用抗感染药膏，如夫西地酸乳膏及莫匹罗星软膏等；若感染扩大、影响活动，甚至出现发热、意识不清等严重症状时，需立即至医院就诊治疗。

 医生，登革热有什么症状呢？

如果蚊虫叮咬后出现高热（常达 39℃以上）、头痛、肌肉和骨关节剧烈酸痛、皮疹等，就要警惕登革热，应及时到医院就诊。

 >> >> >> >>

被蚊子叮咬　　　出现发热　　　手部皮疹　　　躯干皮疹　　　腿部皮疹

编者：王　芳

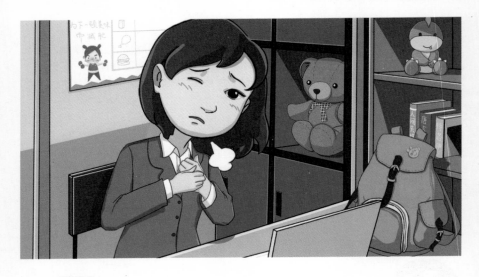

5 久坐后，脚肿胀，胸痛气促怎么办？

深静脉血栓

小秘诀

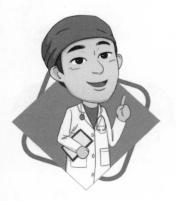

1 久坐、久卧，下肢血流缓慢，可诱发下肢深静脉血栓（deep venous thrombosis,DVT）形成。

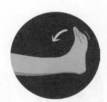

2 久坐复习或长途旅行，应注意定期活动双脚；如不方便行走，应采用屈足背活动双脚的方法促进血液循环。

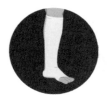

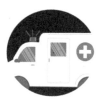

❸ 如果不得不久坐、久卧，可以考虑穿戴弹力袜。

❹ 如突然出现下肢疼痛、肿胀，应警惕 DVT 可能。这种情况下血栓可能会脱落，回流到心脏，引起肺栓塞，严重时可致猝死，危害极大。

请问，有时候久站或者剧烈运动后，也会引起脚肿酸痛，症状与 DVT 相似，如何鉴别呢？

下肢 DVT 一般是单侧肢体的肿胀、疼痛，一旦出现严重肺栓塞，可出现胸痛、气促等症状；而久站、剧烈运动所引起的脚肿酸痛，一般是双侧同时出现。当然了，准确鉴别需要依赖医生的专业知识和辅助检查。一旦高度怀疑 DVT，切勿大意，及时就诊方为上策。

如果真得了 DVT，能自己吃药治疗吗？

万万不可！DVT 若引起严重肺栓塞，可能导致猝死，及早到医院进行科学的诊治至关重要！目前 DVT 的治疗方法主要包括抗凝、置管溶栓、机械吸栓、植入下腔静脉滤器等，这些都必须由专科医生进行，并且需要根据不同情况选择最佳的治疗方式，才能取得最好的治疗效果。

编者：李梓伦

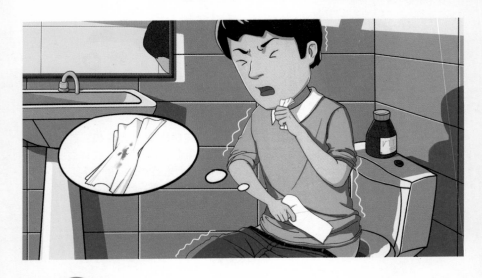

6

上厕所，肛门痛，
大便带血怎么办？

痔疮

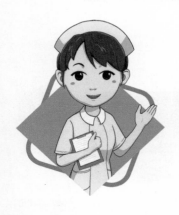

小秘诀

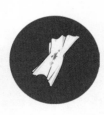

① 年轻人大便带血最常见的原因是痔疮。痔疮便血一般颜色鲜红，不含黏液，一般是大便表面带血或便后手纸带血，可出现痔块的脱出，能够自行或者手法还纳，且不伴有大便形状或习惯的改变。

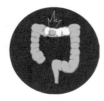

❷ 如有早发大肠肿瘤的家族史、血便暗红、有黏液便、大便习惯或者性状改变等情况，需到医院进行大便常规、肛门指检、肛窥甚至大肠镜的检查，以便与直肠癌、直肠息肉、直肠黏膜脱垂和肛乳头肥大等疾病进行鉴别、区分。

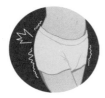

❸ 根据发生部位，痔疮分为内痔、外痔和混合痔，内痔以血便为主要表现，一般没有疼痛；外痔的主要症状是疼痛；混合痔就会出血，同时伴有疼痛。没有症状的痔通常无须治疗。

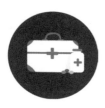

❹ 如脱出的痔块不能还纳，持续疼痛无法缓解，或持续出血导致较严重的贫血，需至医院就诊。有症状的混合痔或Ⅲ、Ⅳ度痔需进行痔切除术，手术方式包括硬化剂注射、胶圈套扎、外剥内扎、痔上黏膜环切除术等。

请问，个人可以采用哪些措施来应对痔疮？

　　如果出血量不大，疼痛症状不影响学习和生活，建议采用以下措施：①避免久坐、久站、排便时间过长，以上习惯易使腹压显著增加，容易诱发痔疮。②软化大便，多饮水，多进食蔬菜、水果等，或服用乳果糖、聚乙二醇等药物，禁止食用刺激性食物。③保持肛门卫生，如厕后及时擦拭干净或用温水清洗，勤换内裤。温水坐浴（俗称"坐盆"）是极好的缓解症状方法：水温约40℃，1/2满，浸没会阴部，每次15～20分钟，每天3次。女性月经期间不应坐浴。④外用药物，如外用痔疮软膏、痔疮栓剂等可缓解疼痛、瘙痒等不适症状，减轻静脉充血及出血，促进伤口愈合。

编者：张　宁

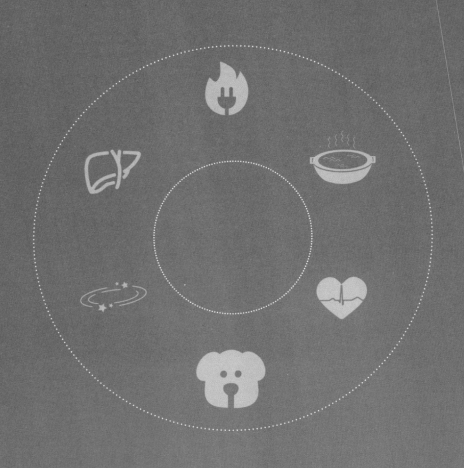

第六章

未雨需绸缪，居安常思危

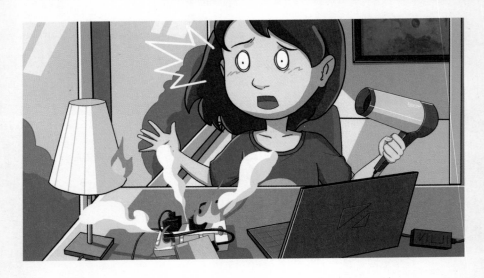

1 宿舍电，违规用，突发火险怎么办？

违规用电

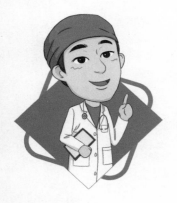

小秘诀

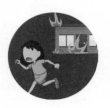

❶ 火灾发生时，火势由初起到狂烧往往非常迅速，因此要立即撤离，不可因寻找财物而耽误逃生。

❷ 迅速拨打 119 火警电话，讲明起火地点、被困人员、火势情况等，请求消防队出动。

 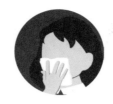 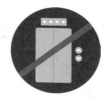

❸ 如在用电过程中起火，不可盲目用水救火，以防触电。

❹ 房屋内充斥大量烟气时，撤离时可用湿毛巾捂住口鼻，也可利用透明塑料袋遮住口鼻，避免吸入浓烟。

❺ 如果被困，千万不能乘坐普通电梯逃生，因为普通电梯极易断电，且无防烟功效，火灾时被卡在空中的可能性极大。

 请问，烟火封住出口时，应该如何选择逃生路径呢？

　　第一，当烟火封住房门时，应用水蘸湿床单、被褥，塞紧门缝，防止烟气侵入。

　　第二，根据所在位置选择逃生路径。住一层的人员可尝试从窗口跳出去。住二、三层的可用床单、被套、窗帘制成结实的安全绳，从窗口缓缓下滑。住高层的人员在下撤时，不可乘坐普通电梯或者盲目跳楼，可撤往楼顶平台，等待救援。在窗口晃动手电筒或衣物并发出求救信号，以便消防人员及时发现并予以救助。

　　第三，如果逃生时遇到浓烟，应在浓烟中采取低姿势爬行，不要直立行走。火灾中产生的浓烟由于热空气上升的作用将漂浮在上层，因此在火灾中，离地面 30 厘米以下的地方应该还有干净空气。

编者：李晓超

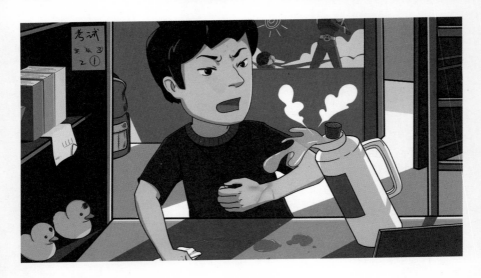

2

用热水，不小心
皮肤烫伤怎么办？

烫伤

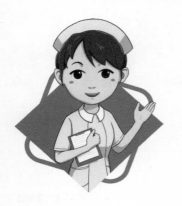

小秘诀

　　皮肤烫伤以后的处理方法因皮肤损伤程度而异。由于人体存在自我保护反应，烫伤时因泼溅所致的烫伤多为浅Ⅱ度（与高温液体的接触时间较短）。伤处表现为：局部红肿明显，有大小不一的水疱，内含淡黄色液体，温度升高，有烧灼样剧烈疼痛，感觉过敏。此时，应采用"冲、脱、泡、盖、送"的原则进行急救处理。

❶ 冲——冷却受伤皮肤，避免损伤进一步加深：用流动的自来水冲洗伤处（表皮破损脱落也可冲洗）至少 30 分钟。若无法冲洗，可改用冷敷处理。避免使用酒精等刺激性液体，不可使用冰块或过低温物品直接接触降温，以免造成冻伤。

❷ 脱——不要在烫伤发生后立即进行：冲洗冷却伤处的同时，将衣服小心剪开、去除，切勿将烫伤的表皮一起撕下，以免形成暴露创面。

❸ 泡——烫伤面积小者，将伤处浸泡在 10℃ 左右的冷水中至少 30 分钟，有助于进一步降温及缓解疼痛。但是，幼儿或烫伤面积过大者需警惕失温或导致休克。

❹ 盖——四肢受伤时，需抬高患肢并观察末梢血运：覆盖干净的床单或衣服有利于保护患处皮肤，使其不受二次损伤及污染。

❺ 送——幼儿或烫伤面积较大者需迅速就医：幼儿烫伤面积超过体表 1/5、成人超过 1/3 时，均不宜冲洗浸泡过长时间，以免出现低血容量性休克和失温，应简单冲洗 3～5 分钟后，迅速将患者送至医院就诊。

请问，烫伤后出现水疱怎么办？能不能涂牙膏缓解呢？

　　水疱直径小于 1 厘米时，可不刺破水疱，待其自行吸收。若直径大于 1 厘米，或分布于活动关节、易摩擦处时，为避免水疱意外破损污染，可用无菌针头刺破水疱并引流其内液体后，使用无菌棉签或纱布蘸干换药。注意浅 II 度烫伤水疱皮可以作为其下创面的保护层，如无明显污染则不需要去除。

　　在烫伤处涂抹牙膏、酱油、草药等，不仅会使疼痛加剧、影响医生对伤情的判断，还会阻碍清创换药，甚至引发感染。可咨询医生以获得专业指导。

编者：陈　蕾

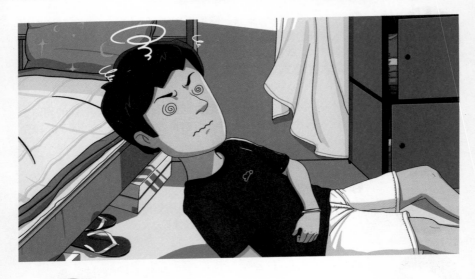

3 | 青壮年，突晕厥，
心肺复苏怎么做？

心肺复苏

小秘诀

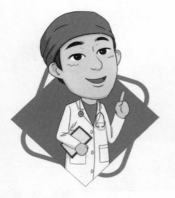

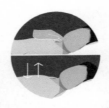

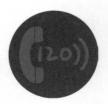

❶ 发现有人晕厥，首先应保持镇静，判断环境安全后拍打患者肩膀判断其有无反应。

❷ 如患者无反应，应立即呼救和拨打120急救电话，告知事发地址和患者情况。

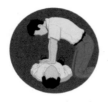 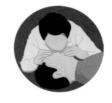 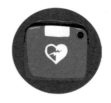

❸ 观察患者胸廓起伏
和触摸颈动脉，判
断有无呼吸、脉搏，
如患者无呼吸、脉
搏，应立即行胸外
按压。

❹ 每做胸外按压30次，
应为患者实施口对
口人工呼吸2次。

❺ 如果现场有自动体
外除颤器，应尽早
为患者贴电极片后
按开机键，按语音
提示操作。

请问，在"黄金五分钟"做胸外按压很重要，怎
么做才正确呢？

将患者平放于硬地/床板上，松开其衣裤，选择其两侧乳头连线
中点为按压位置，双手掌根部重叠作为按压点，双手交叉抓紧，腕
关节、肘关节、肩关节绷直，上半身前倾，腰部发力，使上半身重
力作用于掌根，以每分钟100～120次的速度连续用力按压，按压
深度为5～6厘米。标准的心肺复苏术包括每胸外按压30次，应
口对口人工呼吸2次。

请问，口对口人工呼吸怎么做？

一手按压患者额头，拇指和食指捏紧其鼻孔，另一手的食指、
中指抬高其下颌，维持其头部后仰，施救者张大嘴巴深吸气后包住
患者嘴巴进行吹气，患者胸廓出现起伏即为人工呼吸有效。施救者
吹气时间为1秒钟，然后离开患者嘴巴，连续2次人工呼吸后继续
进行胸外按压。

编者：王科科

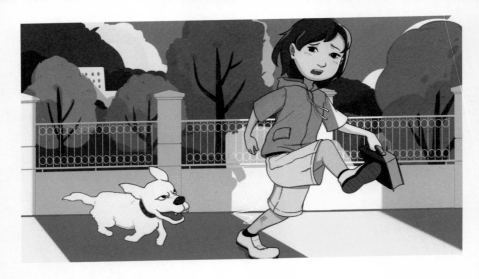

4 遇猫狗，被抓伤，伤口出血怎么办？

狂犬病预防

小秘诀

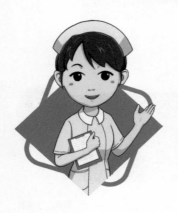

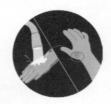

❶ 首先使用一定压力的流动清水，如自来水冲洗伤口。

❷ 再用 20% 的肥皂水或其他弱碱性清洁剂清洗伤口。

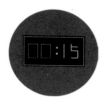 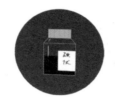 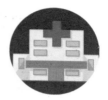

❸ 重复前两步至少
15 分钟。

❹ 采用消毒剂，如
75% 酒精或碘制
剂，能够有效地杀
灭伤口周围的狂犬
病病毒。

❺ 及时到医院就诊。

请问，被猫狗或其他动物抓伤是否都需要打狂犬病
疫苗？

　　大家要注意，被动物咬伤就应及时到医院处理伤口，并去防疫站
评估和注射疫苗。常见的犬、猫、狼、狐狸、浣熊、獾、蝙蝠、猪等
动物为狂犬病高危感染动物，被上述动物抓伤或咬伤，均需注射狂犬
病疫苗预防狂犬病感染。

编者：郑梓煜

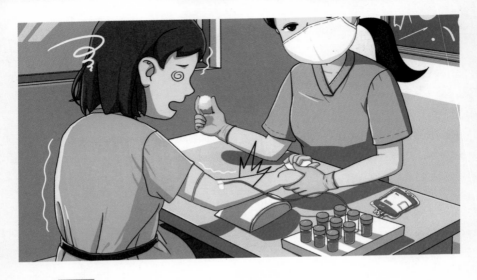

5

有爱心，去献血，
见血就晕怎么办？

晕血

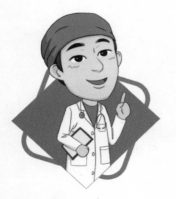

小秘诀 这是接触或见到血液后产生的过激反应，即"晕血"。出现这种情况怎么办？

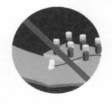

❶ 立即停止采血，脱离当前环境。

❷ 尽快移至环境安全、空气流通的地方，平卧休息，有条件时可吸氧。

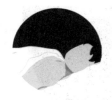 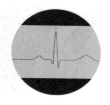 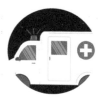

❸ 必要时适当给予保暖。

❹ 一般情况下，晕血症状持续数分钟后，意识和生命体征（体温、血压、呼吸、脉搏）会自行恢复正常。

❺ 如果休息数分钟无好转甚至症状加重，应尽快向医务人员寻求帮助。

 请问，如何防止晕血发生呢？

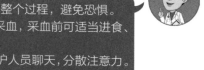

（1）采血前放松心情：采血前应了解整个过程，避免恐惧。
（2）避免在饥饿、紧张、劳累时进行采血，采血前可适当进食、喝糖水等。
（3）在采血过程中多与陪同的人或医护人员聊天，分散注意力。
（4）选择平卧位采血，有利于全身肌肉放松，有助于避免晕血。

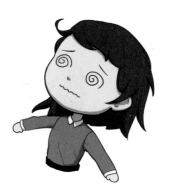

编者：赵继军

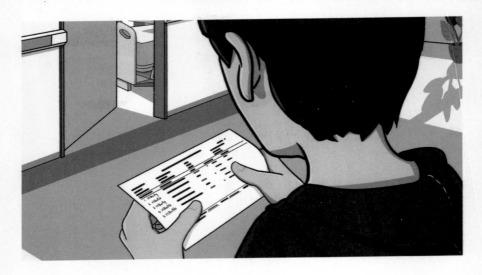

6 查乙肝，看报告，没有抗体怎么办？

乙肝

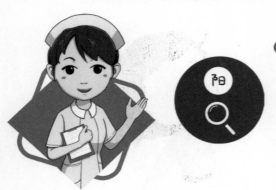

小秘诀

① 没有乙肝表面抗体（HBsAb）？赶紧看一下两对半报告的第一项，即乙肝表面抗原（HBsAg）。如果是阳性的，提示存在乙肝病毒感染，建议至传染科或者肝病科、消化内科就诊，进一步检查乙肝病毒 DNA 定量以及肝功能。

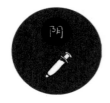

❷ 如果 HBsAg 是阴性，说明目前没有乙型肝炎的感染。可询问父母或查看自己的婴幼儿免疫接种本，明确既往是否接种过乙肝疫苗。如未接种过，建议到社区医疗中心接种乙肝疫苗，一般推荐 3 次剂量乙肝疫苗接种（首次接种当天，以及首次接种后的 1 个月以及 6 个月各注射一剂），在首次接种 12 个月后可注射第 4 剂（增强注射）。

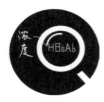

❸ 如果既往曾经接种过乙肝疫苗，可以检查 HBsAb 的定量浓度，如果浓度 <10 mIU/mL，应该接受重复 3 剂疫苗（首次接种当天、首次接种后的 1 个月以及 2 个月各注射 1 剂）。如果仍未能产生保护级抗体水平，可采用标准剂量的双倍进行重复疫苗接种（首次接种当天，以及首次接种后的 1 个月、2 个月、6 个月各注射 1 剂）。

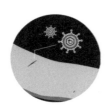

❹ 医科学生个人伤口接触有乙肝病毒污染的标本（如血液）后应立即冲洗、消毒，如果之前的 HBsAb 浓度未知或者 <10 mIU/mL，需要尽快注射乙肝免疫球蛋白（HBIg，被动免疫）和乙肝疫苗（主动免疫）。如果对乙肝疫苗反应后的 HBsAb 浓度 ≥ 10 mIU/mL，在乙肝病毒环境暴露后不需要额外进行被动或主动免疫。

请问，日常生活接触会感染乙型肝炎吗？

　　乙型肝炎一般是通过体液接触或破损的皮肤黏膜接触感染而来的，多数在围产期母婴之间传播而来。一般日常生活或者工作的接触，不会发生乙型肝炎的传染。

编者：张　宁

后　记

　　本书从开始组织编者、酝酿写作，到成稿出版，经历了约一年的时间。期间所有的编者不计辛劳，对稿件做了多次的修改校对，力求达到精准科学、通俗易懂的目标。中山大学和中山大学附属第一医院的许多领导、老师、同道对我们的书稿提出了大量的宝贵意见和建议。我和其他参编者一样，在编写的过程中丰富了自己的医学保健知识。

　　读万卷书，行万里路。在本书定稿付印的最关键时刻，我作为中山大学附属第一医院驰援武汉国家医疗队成员，到抗击新冠疫情一线开展医疗救治工作。在这期间，我更加深刻地体会到健康的宝贵，感受到保健的重要，也坚定了我和全体编者要把本书编好，从而帮助更多青年学生养成良好生活习惯、学会安全自救知识的初心。

　　盼望本书的读者健康平安，学习工作愉快！

刘　斌

2020 年 4 月 30 日